AF300817

Martina Herbig
Nayalavee

Der Spirit der Homöopathie

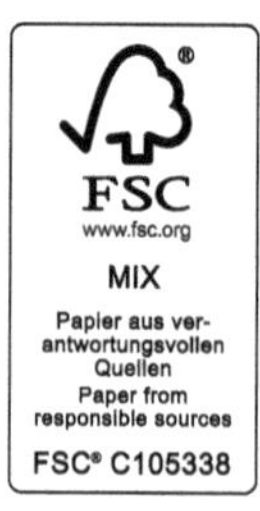

Bibliografische Information der Deutschen Nationalbibliothek:
Die Deutsche Nationalbibliothek verzeichnet diese Publikation in der Deutschen Nationalbibliografie; detaillierte bibliografische Daten sind im Internet über http://dnb.dnb.de abrufbar.

Illustration: Paul Herbig

Verlag: BoD · Books on Demand GmbH,
Überseering 33, 22297 Hamburg,
bod@bod.de
Druck: Libri Plureos GmbH,
Friedensallee 273, 22763 Hamburg

ISBN: 978-3-8192-7755-9

Inhaltsverzeichnis

Vorwort

In einer Zeit, in der Therapeuten aus vielen Bereichen mit Halbwissen über Homöopathie homöopathische Arzneien verordnen oder Apotheker ein Wochenendseminar besucht haben und Verordnungen qualifizierter Heilpraktiker infrage stellen, in einer Zeit, in der selbsternannte Heiler homöopathische Arzneien auspendeln und die Homöopathie in „Mode" kommt, wird es Zeit aufzuklären. Viele verurteilen Homöopathie, ohne zu wissen, was ist eigentlich Homöopathie. In einer Zeit, die so wenig von Homöopathie weiß, wird es Zeit, dieses Buch zu schreiben. Ich möchte in diesem Buch den Menschen die Homöopathie erklären.

Das Buch ist kein Buch, das weitere selbsternannte Homöopathieheiler produzieren soll. Das Buch erklärt die Wirklichkeit der Homöopathie. Homöopathie ist kein Hokuspokus oder esoterischer Firlefanz. Homöopathie ist eine großartige Therapie, wenn sie nach ihrem Prinzip angewendet wird.

Die Geburtsstunde der Homöopathie

1790 begründete der deutsche Arzt, Samuel Hahnemann, die Homöopathie.

Hahnemann nahm Chinarinde zu sich und stellte fest, dass diese bei ihm Symptome auslöste, über die Menschen klagen, die an Wechselfieber litten.

Da kam ihm die Idee, dass das Mittel in potenzierter Form Menschen von den Symptomen des Wechselfiebers befreien könne. Hahnemann potenzierte die Chinarinde und heilte damit die Symptome des Wechselfiebers. Das war die Geburtsstunde der Homöopathie.

Ähnliches wird durch Ähnliches geheilt

… Similia similibus curentur ist das Grundgesetz der Homöopathie. Die Symptome, die von einer Substanz im gesunden Menschen ausgelöst werden, heilen in homöopathischer Potenz den kranken Menschen.

Viele weitere Arzneimittel wurden durch Hahnemann und von seinen Nachfolgern geprüft.

So entstanden:

Homöopathische Arzneimittelbilder

Homöopathische Arzneimittelbilder sind entstanden aus Arzneimittelprüfungen am gesunden Menschen. Die Symptome wurden notiert und in einer sogenannten Materia medica festgehalten. Heute steht den Homöopathen ein großer Schatz gut geprüfter homöopathischer Arzneimittel zur Verfügung.

Das Prinzip der Homöopathie ist von Gott gegeben

Im alten Testament wird erzählt, dass es einst in Israel eine große Plage gab: Viele Menschen wurden von Schlangen gebissen und starben daran. Moses betete zu Gott und bat um Hilfe. Gott sagte Moses, er solle die Schlange aufstellen. Moses errichtete eine stehende Schlange als Skulptur. Alle Menschen, die die Schlange sehen, werden leben. Und fortan ist keiner mehr an einem Schlangenbiß gestorben. Die stehende Schlange ist Leben. Heute sehen wir sie in der Medizin als Äskulapstab.

Das Ähnlichkeitsprinzip hat Moses vor Jahrtausenden schon von Gott empfangen und Heilung geschah.

Im Organon der Heilkunst sagt Hahnemann, Homöopathie sei eine göttliche Gabe.

Homöopathie ist Heilkunst

Chirurgische Eingriffe, die Krankheiten herausschneiden wollen oder Salben, die Hautausschläge unterdrücken, bezeichnet Hahnemann als Unheilkunst.

Wenn ich mich heute so umsehe, wie Krankheiten kuriert werden sollen, sehe ich sehr viel Unheilkunst, um es mit Hahnemann auszudrücken.

Homöopathie ist eine echte Heilkunst, wenn sie richtig angewendet wird.

Homöopathie ist eine Frage des Wissens

Ein guter Homöopath kennt die Arzneimittelbilder und erforscht die Symptome des Patienten. Dann sucht er die Arznei, die genau mit dem Patienten übereinstimmt. Das passende homöopathische Mittel wird dem Patienten verabreicht. Oft reichen schon wenige Gaben der Arznei, um Heilung anzukurbeln, wenn das Mittel passt und dem Ähnlichkeitsprinzip entspricht.

Es setzt voraus, dass der Homöopath das passende Arzneimittel dem Patienten verabreicht.

In der Schulmedizin versuchen Manche, homöopathische Mittel nach Diagnosen zu verschreiben. Das funktioniert nicht. Das liegt nicht daran, dass Homöopathie nicht hilft, sondern sie wurde falsch angewendet. Die Homöopathie braucht keine Diagnosen. Die Homöopathie braucht nur die Symptome des Menschen und das dazu passende, also ähnlichstes Arzneimittel.

Heutzutage versuchen viele selbsternannte Heiler Homöopathie anzuwenden. Aus einem Koffer voller Globulie soll sich dann der Patient das Mittel intuitiv herausholen. Oder ein Heiler wählt selbst intuitiv ein homöopathisches Arzneimittel aus oder pendelt eines, was angeblich helfen soll.

Dann hilft es oft nicht, weil auch das falsche Anwendung der Homöopathie ist. Es geht hier nicht um Glauben und Intuition, es geht hier um handfestes Wissen und genaue Anwendung der Therapie nach dem:

Homöopathischen Prinzip

Similia similibus curentur, Ähnliches wird durch Ähnliches geheilt. Anders oder einfacher funktioniert es nicht! Wir brauchen die Kenntnis der Arzneimittelbilder. Hier geht es nicht um Halbwissen! Hier reicht nicht ein bisschen!

Nur das ähnlichste und passende Mittel bringt den Menschen in die Heilung! So ist die Homöopathie eine echte Heilkunst!

Hier wird nicht probiert, ausprobiert und herumgepfuscht. Ein guter Homöopath arbeitet genau nach dem homöopathischen Prinzip. Das setzt Wissen und Kennen der Arzneimittelbilder voraus und nicht Halbwissen aus allgemeiner Medizin.

Die homöopathische Potenz

Ein Stoff wird durch die Potenzierung zu einer homöopathischen Arznei.

Man nimmt einen Tropfen des ursprünglichen Soffes und neun Tropfen Wasser. Dieses wird zehn Mal kräftig geschüttelt. So erhält man die homöopathische Arznei des Stoffes in einer D1. Von dieser D1 Potenz nimmt man wieder einen Tropfen, verschüttelt diesen mit neun Tropfen Wasser und erhält eine D2. Dieses Potenzieren kann man unendlich fortsetzen. Bei den C Potenzen nimmt man einen Tropfen des Stoffes und neunundneunzig Tropfen Wasser und schüttelt die Substanz mit einhundert Schlägen.

„In den hohen Potenzen ist ja gar nichts mehr drin", kritisieren die Skeptiker der Homöopathie. Sie haben Recht, es ist kein Stoff der Ursubstanz mehr drin. Ab einer D21 ist kein Stoff mehr nachweisbar. Hier wirkt die Information, die im Wasser ist. In der Homöopathie wirkt keine stoffliche Substanz. In der Homöopathie wirkt die geistige Information. In seinem „Organon der Heilkunst" beschreibt Hahnemann das Potenzieren als eine Vergeistigung einer Substanz.

Homöopathen wissen, je höher die Potenzierung einer Arznei, umso tiefer die Wirkung.

So heilt nur Homöopathie

Eine homöopathische Arznei wirkt in Körper, Geist und Seele eines Menschen. Die passende Arznei bringt die heilende Information in den Menschen. Mit dieser Information heilt sich der Mensch selbst. Homöopathie regt die Selbstheilungskräfte an und führt sanft zur Heilung. Ich kenne keine Therapie, die solch eine göttliche Heilung bewirkt wie die klassische Homöopathie. Die Homöopathie kämpft nicht gegen Krankheiten. Die Homöopathie stellt die Gesundheit wieder her! Sie ist eine echte Heilkunst.

Es gibt viele Krankheiten, aber nur eine Gesundheit

Die Homöopathie kümmert sich nicht um Krankheiten oder Diagnosen, die Krankheiten einen Namen geben. Die Homöopathie kämpft nicht gegen Erreger, Schmerzen oder Krankheiten. Die Homöopathie ist keine Kampf- oder Antimedizin. Die Homöopathie ist eine Fürmedizin, die sich nicht gegen Krankheiten richtet, sondern direkt durch die Heilung, in die Gesundheit führt. In Gesundheit geht die Krankheit von allein. So wie Dunkelheit im Licht vergeht.

Es gibt viele Diagnosen, die Krankheiten erschaffen, die sie dann bekämpfen müssen und möchten.

Aber es gibt nur eine Gesundheit, in die uns die passende homöopathische Arznei begleiten kann.

Therapien kümmern sich meistens um Krankheiten.

Die Homöopathie ist die einzige mir bekannte Therapie, die sich um Gesundheit kümmert. Sie hat den ganzen Menschen im Blick und kümmert sich darum, diesen in Gesundheit zu begleiten.

Homöopathie heilt ganzheitlich

Eine vergeistigte Form einer passenden Arznei heilt Seele, Geist und Körper eines Menschen. Hahnemann schreibt in seinem Organon der Heilkunst, dass die Homöopathie eine göttliche Gabe sei.

Gott sei dank, dass uns die Homöopathie geschenkt wurde. Im alten Testament sagt Gott zu Moses: „Stell die Schlange auf!" Und keiner musste mehr an einem Schlangenbiß sterben. Gott schenkt den Menschen das Leben und die Heilung durch die Ähnlichkeitsregel. Das, was die Menschen krank machte, wurde durch die Vergeistigung, die Gott sandte, zu Leben! Gott schenkt uns Leben und die Homöopathie.

Die Heilung liegt im Geist

„Martina, Lachesis hat mich geheilt", ruft einst eine Patientin und sprang freudig und sichtbar erlöst in meine Praxis. So etwas schafft nur das passende Mittel in der Homöopathie. Der Geist der Homöopathie heilt den ganzen Menschen.

Als Heilpraktikerin und auch als halbseitig gelähmte Patientin im Rollstuhl ist mir keine Therapie so wertvoll, wie die klassische Homöopathie. Die Homöopathie stärkt unsere innere Lebenskraft, die wir auch den göttlichen

Funken nennen können. Durch die passende Arznei wird der Funke aktiviert und das innere Feuer beginnt wieder zu brennen.

Nur mit der Homöopathie bringen wir ein erloschenes Feuer wieder zum brennen!

Wie ich selbst zur Klassischen Homöopathie kam

Ich begann 1995 meine Heilpraktikerausbildung und war sofort ergriffen vom Spirit der Homöopathie. Ich war fasziniert, dass die Homöopathie eine Methode ist, über die auch der Geist Heilung erfährt. Ich hatte in meiner Heilpraktikerausbildung wunderbare Lehrer in der klassischen Homöopathie. Ein ganz besonderen Lehrer möchte ich erwähnen: Professor Eichel, der es wundervoll verstand die Homöopathie zu lehren und die Paragraphen des Organons der Heilkunst mit Sicherheit auswendig kannte. Mit großem Respekt und in Hochachtung verneige ich mich vor diesem Mann, der für mich den Schatz der Homöopathie verkörperte. Ich durfte viel von Professor Eichel lernen und bin sehr dankbar dafür.

Später besuchte ich ein Seminar von Antonie Peppler. Diese wunderbare Homöopathin hat die homöopathischen Arzneien psychologisch gedeudet und damit den Homöopathen ein Riesengeschenk gemacht und die Homöopathie sehr bereichert.

Ich danke Frau Antonie Peppler für diese Bereicherung.

1998 gebar ich meinen Sohn Paul, an dem der Kelch des Antibiotika und der Fiebersäfte fast immer vorbei ging und der bei Kinderkrankheiten mit Homöopathie gesund werden durfte.

Heute ist Paul ein erwachsener, gesunder, junger Mann.

1999 eröffnete ich als Heilpraktikerin meine Naturheilpraxis mit dem Schwerpunkt klassische Homöopathie. Im Laufe der Jahre gab es viele Weiterbildungsangebote, die alle verlockend und interessant waren. Ich besuchte Seminare und wendete die Therapien, die ich dort erlernte, in meiner Praxis an. Dorn-Breuß-Therapie, Craniosacrale Osteopathie und Dunkelfeldvitalblutanalyse oder schamanische Reisen waren nun das Angebot in meiner Praxis. Und das wollten die Patienten, die zu mir kamen, und dieses Angebot wurde gern und dankbar angenommen.

Die klassische Homöopathie geriet immer mehr in den Hintergrund und wurde immer mehr verdrängt.

2017 platzte ein Aneurysma in meinem Kopf. Ich wurde notoperiert und lag ein paar Wochen im

Koma. Als ich erwachte war meine linke Seite gelähmt. Ich hatte Nervenschmerzen. Dagegen gab man mir pharmazeutische Medikamente, die den Schmerz nicht verbesserten. Ich hatte Stuhlprobleme, weil wahrscheinlich auch mein Darm gelähmt war. Dafür gab es Zäpfchen zum Abführen.

Ich besuchte zwei verschiedene Rehakliniken, die keine Besserung brachten. Ich sehnte den Tag herbei, als ich entlassen wurde und nach Hause durfte. Ich erinnere mich, es war der fünfte September. Ich hatte in meinem Zimmer einen Kalender. Jeden Tag zählte ich die Tage.

Dann war es so weit. Mein Mann fuhr mich im Rollstuhl in unser Haus. Da klingelte es und die Nachbarn begrüßten mich mit Geschenken.

Ich war zu Hause und im Keller ist meine Praxis mit einem riesigen Schrank voller homöopathischer Arzneien. Nervenschmerzen waren kein Thema mehr. Ich hatte eine passende homöopathische Arznei gefunden. Für meine Stuhlgangprobleme brauchte ich kaum noch Abführzäpfchen, auch hierfür halfen mir Globulie.

Da wurde ich gelähmt, im Rollstuhl sitzend, wieder zur klassischen Homöopathie geführt.

Und ich bin dankbarer als zuvor, dass ich mir mit der Homöopathie helfen kann.

Acht Jahre später behandele ich auch wieder andere Menschen in meiner Praxis mit klassischer Homöopathie. Das macht mir große Freude und ich darf feststellen, dass mein Geist durch den Schlaganfall nicht beeinträchtigt wurde. Ich denke, wie früher, in homöopathischen Arzneimittelbildern. Ein Mensch erzählt mir etwas über sich und sein Befinden und ich weiß die passende homöopathische Arznei. Es ist genial. Mein göttlicher Funke ist aktiviert und mein inneres Feuer ist wieder entflammt.

Stell die Schlange auf

Ich nehme entsprechend der Ähnlichkeitsregel Lachesis, die Buschmeisterschlange.
Das ist die Arznei, wenn Beschwerden rechts beginnen, nach links wandern und sich dort hartnäckig halten. Das Aneurysma platzte auf der rechten Seite. Dann war ich links gelähmt. Und diese Lähmung hält sich hartnäckig. Lachesis heilt die Folgen nach Klimakterium und nach Schlaganfall und innere Blutungen. Das Homöopatika, das mir im Moment ähnlich ist und zu mir passt ist Lachesis.
Lachesis hilft mir, doch die Lähmung selbst verändert sich nicht. Mir fällt die Vorgehensweise von Samuel Hahnemann ein.

Vieelleicht stellt sich dann mit Hilfe der Schlange auch mein Körper wieder auf.

Mit Homöopathie genetische Dispositionen heilen

Auch Samuel Hahnemann machte in seiner Zeit die Erfahrung, dass passende homöopathische Arzneien oft nicht vollständig heilen. Seine Forschungen brachten ihn weiter und führten ihn zu den chronischen Krankheiten, den sogenannten Miasmen, auch als Erbkrankheiten bekannt. Das besagt, wenn bei uns oder unseren Ahnen Krankheiten unterdrückt wurden, so haben wir diese Unterdrückung genetisch ererbt. Dann kann es geschehen, dass Krankheiten chronisch werden und sich schwer heilen lassen. Auch Unterdrückungen bei uns selbst können chronische Krankheiten hervorbringen.

Seit meinem Schlaganfall habe ich eine chronische Blasenentzündung, gegen die ich oft Antibiotika nahm, welches mir meine Hausärztin nach entsprechender Laboruntersuchung des Urins verschrieb. Je mehr Antibiotika ich nahm, umso öfters litt ich unter einer Blasenentzündung.

Nun nahm ich für das Miasma der Sykose die homöopathische Nosode Medhorrhinum und meine Reizblase beruhigte sich.

Ich behandelte alle Miasmen mit den entsprechenden Nosoden und entsprechenden homöopathischen Arzneien.

Nun fühle ich mich wohler und die mütterliche ererbte Disposition einer ängstlichen Persönlichkeit ist verschwunden. Ich habe keine ständige Angst mehr in der Ergotherapie von der Liege zu fallen, wenn ich mich bewege. Ich war mit meinem Mann auf dem Baumkronenpfad im Hainich. Unweit von mir sagt ein Kind zu seiner Mutter: „Ich habe Angst." Ja, ich hatte auch immer Höhenangst. Das ist jetzt vollkommen weg. Ich sitze im Rollstuhl und fahre entspannt über den Baumkronenpfad.

Die Angst meiner Mutter, die auch in mir auf fruchtbaren Boden fiel, ist verschwunden. Mit Homöopathie können sogar genetische Erbbelastungen heilen. Ich kenne keine weitere Therapie mit der das möglich ist. Das kann nur die Homöopathie.

Sanfte Heilung durch sanfte Therapie

Die Homöopathie bekämpft nichts. Die Homöopathie führt in die Gesundheit.

Oft wird die Homöopathie selbst bekämpft. Gesundheitsbehörden fordern ihr Verbot. Warum wohl? Weil sie hilft! Und andere pharmazeutische Mittel nicht mehr gebraucht würden?! Da kann es der entsprechenden Industrie schon Angst und Bange werden, dass sie nicht mehr genügend Geld verdienen. Denn wenn mein Nerzvenschmerz durch Homöopathie heilt, brauche ich kein pharmazeutisches Präparat mehr. Und die Pharmaindustrie hat weniger Einnahmen. Um das zu vermeiden, hat die Industrie Lobbyisten, die sich darum kümmern, dass die Homöopathie verboten wird. Dann haben sie ihr Problem gelöst und die „Kasse klingelt weiter".

Meine Ergotherapeutin sagt mir oft, dass sie nicht an Homöopathie glaubt. Das muss auch keiner, sie wirkt trotzdem.

Ich habe schon viele Krankheiten kleiner Kinder homöopathisch mit Erfolg behandelt. Kleine Kinder glauben nicht an ihre Medikamente. Sie nehmen das ein, was Mama ihnen gibt. Und ob das der Fiebersaft ist oder ein homöopathisches Kügelchen ist für das Kind nicht wichtig. Es vertraut seiner Mama. Und die Homöopathie hilft sanft dem Kind aus dem Fieber in die Heilung. Und nach ein paar Kügelchen Belladonna, Aconitum oder Chamomilla, je nach Ähnlichkeit, springt das Kind wieder vital herum. Das Kind hat nicht an Homöopathie geglaubt, es hat einfach nur die leckeren, süßen Kügelchen gelutscht, die Mama ihm gab.

„An Homöopathie muss man glauben", sagte meine Ergotherapeutin und wollte mir damit sagen, dass das keine guten Therapien sein können, wenn man daran glauben muss. Ich erklärte meiner Ergotherapeutin anhand der Wirkung bei Kindern, dass man nicht glauben muss.

Meine Ergotherapeutin sagte: „Du sitzt heute sehr stabil und aufgerichtet, sehr gut!" Dass das ein Erfolg der homöopathischen Miasmenbehandlung und der Erlösung der Angst war, darauf wollte sie sich nicht einlassen. Das ist ihr Problem. Sie will sich nicht darauf einlassen, dass etwas, was sie nicht versteht, sein kann.

„ Ich bin heute aufgewacht und dachte, heute ist ein guter Tag. Heute kann ich zu Frau Herbig", erzählte mir eine Patientin, die schon früher meine Praxis besuchte. Ein paar Wochen später erzählt mir die Tochter der Patientin, dass es ihrer Mutter mit der homöopathischen Arznei schon viel besser geht.

Homöopathie ist ein göttliches Geschenk

Eine andere Patientin sagt: „Schön, dass du wieder in deiner Praxis bist."

Ja das Feuer brennt wieder. Lachesis hat den Funken wieder angefacht.

Die Schlange ist symbolisch aufgestanden.

Ich sitze im Rollstuhl und schenke meine homöopathische Gabe dem Leben.

Die Homöopathie ist ein göttliches Geschenk.

Ich gebe nur das ins Leben, was auch ich geschenkt bekam.

Ich denke und fühle in homöopathischen Arzneimittelbildern.

Gern nehme ich meine Aufgabe an. Das Feuer, das in mir wieder brennt, gibt auch mir Wärme und Energie.

„Martina, Sie übernehmen mal meinen Homöopathieunterricht, wenn ich in Rente gehe", sagte mein Professor in der Heilpraktikerausbildung. Mein Professor erkannte mein Talent zur Homöopathie.

Ich habe nichts dafür getan, dieses Talent ist ein göttliches Geschenk.

Homöopathie ist mehr als pflanzliche Medizin

Viele Laien denken Homöopathie sei pflanzliche Medizin. Das stimmt nicht. Homöopathisch ist eine Arznei durch die Potenzierung, wie ich es weiter oben bereits erklärt habe. Die Stoffe homöopathischer Arzneien kommen aus dem Pflanzenreich, aus dem Mineralreich und aus dem Tierreich. Das von mir erwähnte Lachesis, die Buschmeisterschlange, stammt aus dem Tierreich.

Oder Apis ist die Honigbiene. An Apis können wir uns noch einmal das Ähnlichkeitsprinzip in der Homöopathie vergegenwärtigen. Wenn uns eine Biene sticht, so schwillt die Einstichstelle an. Apis in homöopathischer Potenz wirkt bei unterschiedlichen Schwellungen, z. B. bei Angina, wenn der Hals rot und geschwollen ist, auch nach Verletzungen mit Schwellungen kann Apis Heilung bringen.

Blockaden in der Homöopathie

Manchmal haben wir gut gewählte Mittel, deren Arzneimittelbilder perfekt zum Patienten passen, entsprechend dem Ähnlichkeitsprinzip. Und trotzdem wirkt das ähnliche Mittel nicht. Dann kann es sein, dass erst das Miasma, die genetische Disposition geheilt werden muss, bevor die Arznei wirkt.

Doch auch andere Dinge können die Homöopathie und ihre Wirkung verhindern. Hahnemann benennt in seinem Organon der Heilkunst diese Dinge als Unheilkunde. Unheilkunde ist nach Hahnemann, wenn ein Hautausschlag mit Salbe unterdrückt wird, wenn abführende Stoffe verabreicht werden oder Stoffe, die Erbrechen einleiten oder andere entgiftende Maßnahmen.

Ich erinnere mich an meine anfängliche Praxiszeit. Eine Mutter besuchte mich mit ihrer kleinen Tochter, die unter Pseudokruppanfällen litt. Ich verordnete eine homöopathische Arznei und war sicher, die passende Arznei nach genauer Repertorisation gefunden zu haben. Doch die Mutter meldete sich nach ein paar Tagen telefonisch und teilte mir mit, dass die Homöopathie keinerlei Wirkung zeige. Während unseres Gespräches stellte sich heraus, dass die Mutter Wasser mit ätherischen Ölen im Zimmer des Mädchens aufgestellt hatte. Ich empfahl, alle ätherischen Duftstoffe zu eliminieren und gut zu lüften und weiter das homöopathische Mittel zu verabreichen. Nach zwei Wochen rief mich die Mutter begeistert an. Sie hatte meine Empfehlungen befolgt und ihre Tochter hatte schon keine Pseudokruppanfälle mehr.

Mancheiner denkt auch während einer Erkältung homöopathische Arzneien zu nehmen und gleichzeitig die Brust mit Hustenbalsam einreiben zu können.

Ätherische Öle antidotieren die Wirkung der Homöopathie! Die Homöopathie wirkt dann nicht. Auch Hustensäfte blockieren die Wirkung der Homöopathie.

Samuel Hahnemann verbot seinen Patienten sogar Kaffeetrinken, um bestmöglichste Wirkung der Homöopathie zu erzielen.

Heutzutage empfehlen die meisten Homöopathen, die Arznei nicht zusammen mit dem Kaffee einzunehmen.

Auch an Kaffeekonsum sollten wir denken, wenn die gewünschte Wirkung der Homöopathie ausbleibt.

Homöopathische Repertorisation

Um das passende Mittel zu finden, bedient sich der klassische Homöopath der Repertorisation.

Es gibt verschiedene Repertorien. Hier finden wir sortiert einige Symptome, dahinter sind Arzneimittel in vier verschiedenen Wertigkeiten. Wobei das Vierwertige die größte Wertigkeit ist. Die Mittel werden dann notiert und bei weiteren Symptomen kommen Makierungen hinzu. Dieses Repertorisieren mit einem Buch ist sehr aufwendig, da man jedes Symptom nachschlagen und die Arzneien notieren muss. Heutzutage helfen uns entsprechende Computerprogramme zur Repertorisation.

Am Ende einer Repertorisation hat man dann einige ähnliche Arzneien. Der Homöopath muss sich dann für die ähnlichste entscheiden. Dabei sind die Kenntnisse der Arzneimittelbilder notwendig.

Wie wir nun unschwer erkennen können ist Homöopathie nicht einfach, was man eben mal so nebenbei verordnet oder auspendelt.

Homöopathie verlangt eine gute Ausbildung und fundiertes Wissen in diesem Bereich.

Homöopathie ist nichts für Möchtegerntherapeuten, die einfach mal so nebenbei eine homöopathische Arznei verordnen.

Ungewollte Arzneimittelprüfung

Homöopathie schadet nicht, denken sich viele. Homöopathie hat keine Nebenwirkungen.

Aber wenn eine Arznei eingenommen wird, die nicht nach dem Ähnlichkeitsprinzip passt, dann entwickelt der Anwender ungewollt die Symptome des Mittels.

Angenommen, es nimmt jemand Belladonna, obwohl er es gar nicht benötigt, kann es geschehen, dass derjenige plötzlich knallrote Wangen und Fieber bekommt. Das sind die Symptome von Belladonna.

Der Anwender unterzieht sich ungewollt einer Arzneimittelprüfung. Das wäre eine Nebenwirkung der Homöopathie! Diese Nebenwirkung tritt nur durch falsche Anwendung auf.

Um derartige ungewollte Wirkungen zu verhindern, sollte ein sorgfältiges Vorgehen gemäß des homöopathischen Prinzip's, selbstverständlich sein. Alle Anwender mit homöopathischem Halbwissen sollten bedenken, dass sie durchaus auch schaden können.

Modeerscheinungen sind nicht immer das Beste

Zurzeit gibt es einen großen Trend, dass viele gern therapeutisch tätig sein möchten.

Das ist sehr gefährlich. Egal ob es sich um Karma und Reinkarnation handelt, wo Möchtegerntherapeuten wie Pilze aus dem Boden schießen. Und leider geht der Trend auch nicht spurlos an der Homöopathie vorbei. Viele denken, da einfach etwas empfehlen zu können, „Da passiert doch nichts! Ich habe doch nur Magnesium phosphoricum empfohlen, gegen die

Schmerzen", sagt der Möchtegerntherapeut. Doch, da passiert jede Menge. Es gibt nichts in der Homöopathie gegen eine Krankheit, und es gibt in der Homöopathie kein Schmerzmittel. Nun nimmt vielleicht jemand Magnesium phosphoricum, obwohl es nicht der Ähnlichkeit entspricht. Dann bekommt dieser Mensch vielleicht noch Muskelkrämpfe zu den Schmerzen, die er ohnehin schon hat, weil er eine ungewollte Arzneimittelprüfung durchmacht.

Also, es sei zu bedenken, dass man mit falscher homöopathischer Anwendung auch schaden kann.

Die große Modeerscheinung, dass jeder therapeutische Ratschläge erteilen möchte, ist keine gute Mode, die man mitmachen sollte. Wer kein fundiertes Wissen in der Homöopathie hat, dem rate ich: Finger weg von dieser großartigen Therapiemethode.

Denn es sind die falschen Anwendungen, die am Ende ein schlechtes Licht auf die Homöopathie werfen.

Der Spirit der Homöopathie

Und in einem schlechten Licht zu stehen, das hat diese großartige Therapie nicht verdient.

Die Homöopathie ist die einzige Therapie, die nicht kämpft. Sie ist eine Therapie, die nicht alles verändern oder verbessern will.
Die Homöopathie will heilen. Das ist der Spirit der Homöopathie.
Schon Hahnemann bezeichnet die Homöopathie als Heilkunst.

Es ist eine ganz feinfühlige Kunst, die passende Arznei zu finden und daneben zu stehen und zu erleben, wie Heilung geschieht.
So etwas schafft nur die Homöopathie. Die Homöopathie lebt im Spirit der Heilung.
Keine andere Therapie ist mir bekannt, die sich in solch einem heilsamen Spirit bewegt.
Die Homöopathie hat Respekt, Hochachtung und Liebe verdient.

Gehe den Weg in Liebe

Jeden Weg, den wir gehen, sollten wir in Liebe gehen. Egal, um was es geht.
Ein Therapeut ist nur so gut, wie groß die Liebe in seinem Herzen ist.
Die Homöopathie hat nur Therapeuten verdient, die gut ausgebildet und in Liebe sind.
Der Therapeut sollte in Liebe dem Patienten begegnen und in Liebe die homöopathische Heilkunst dem Patienten bringen.

Tief berührt bin ich, wenn ein Patient nach einer homöopathischen Behandlung wiederkommt und mich freudig ansieht und erleichtert sagt: „Mir geht es schon viel besser." So etwas habe ich erst vor ein paar Stunden erlebt. Und nun sitze ich hier und schreibe dieses Kapitel über die Liebe.

Ich liebe die Menschen und möchte ihnen Liebe geben. Mit der klassischen Homöopathie gebe ich Liebe.

Das Konstitutionsmittel in der Homöopathie

Das Konstitutionsmittel ist das Mittel, das einem Menschen in seiner Gesamtheit am ähnlichsten ist und ihn immer stärkt. Das Konstitutionsmittel begleitet einen Menschen ein Leben lang. Egal, wodurch ein Mensch in Not gerät. Das Konstitutionsmittel stärkt die Lebenskraft in jeder Situation.

Mein Konstitutionsmittel ist Natrium chloratum. Als junge Frau half mir mein Kostitutionsmittel meine damalige Neurodermitis vollständig zu heilen.

Es half mir, meinen Sohn gut zu entbinden. Und es half mir, die Trauer um den Tod meiner geliebten Mutter zu meistern und half mir dann auch später in der Trauer um meinen Vater.

Ich erinnere mich an eine junge Frau, die sehr sensibel auf sämtliche Umweltreize reagierte. Wenn sie ihr Konstitutionsmittel nahm, fühlte sie, dass sie stark ist und alles überwindet.

„Ohne mein Konstitutionsmittel gehe ich nirgendwo hin", sagte sie mir einmal.

Eine andere Frau rief freudig: „Martina, Lachesis hat mich geheilt". Lachesis ist ihr Konstitutionsmittel.

Viele Homöopathen scheuen sich davor das Konstitutionsmittel für einen Patienten zu finden.

Manchmal kann es sehr lange dauern. Man muss als Homöopath sich völlig auf den anderen einlassen können und tief in ihm fühlen können. Meine „Lachesispatientin" konnte ich tief verstehen und in ihr Wesen fühlen. Als ich ihr Wesen mitfühlend, empathisch erkannte, erkannte ich ihr Konstitutionsmittel. Es geht nicht ohne Liebe!

Nosoden

Nosoden sind homöopathisch potenzierte Krankheiten, Erreger, Organmittel, Impfstoffe. In der Homöopathie ist die Regel Ähnliches wird durch Ähnliches geheilt. Bei Nosoden gilt

Gleiches wird durch Gleiches geheilt. Die Urnosoden sind die Erbnosoden nach Hahnemanns Miasmenlehre.

Hier haben wir das Miasma Sykose. Die entsprechende Nosode ist Medhorrinum. Dann folgt die Syphillis als Geschlechtskrankheit, die Nosode ist Luesinum. Und die Mutter der chronischen Krankheiten ist nach Hahnemann die Psora, bekannt als Krätzekrankheit, die Nosode ist Psorinum.

Weit nach Hahnemann kam die Tuberculose hinzu mitder Nosode Tuberculinum.

Wir haben heute auch eine Nosode aus Brustkrebs. Bei allen Kinderkrankheiten gibt es Nosoden. Es gibt sämtliche Herpesnosoden.

Nosoden heilen nicht die Krankheit, wenn sie ausgebrochen ist. Sondern Nosoden helfen mit dem passenden Heilmitteln die Folge von Krrankheiten oder unterdrückten Krankheiten zu heilen, so wie Hahnemann es in seiner Miasmentheorie lehrt.

Nosoden helfen, eine Krankheit auszuleiten und die Zellen zu befreien von der genetischen Belastung, dass etwas immer wiederkehrt. So ist es z. B. mit dem Herpes. Wer einmal unter Lippenherpes litt, bekommt ihn immer wieder. Mit der Herpes simplex Nosode und dem passenden Heilmittel kann der Herpes heilen.

Wichtig ist immer bei jeder Behandlung mit Nosoden, dass das passende Heilmittel mit dazu gegeben wird. So kann Heilung geschehen.
Oft sind chronische Ohrentzündungen oder Pseudokrupp bei Kindern häufig nach Impfungen aufgetreten. Mit entsprechenden Impfnosoden und der passenden Arzneien durfte ich schon wundervolle Heilungen miterleben.

Die tiefgreifende Wirkung der Homöopathhie

Es gibt keine andere Therapie als die Homöopathie mit der man so tiefgreifend heilen kann.
Was kann einen chronischen Husten eines kleinen Kindes heilen, der nach einer Impfung aufgetreten ist? Mir ist dafür nur die Homöopathie bekannt.
Es gibt so viele Heilerfolge in der Homöopathie. Natürlich müssen da die Lobbyisten der Geldmachermedizin daran arbeiten, die Homöopathie zu verbieten.

Homöopathie wirkt bei allen Krankheiten

„Bei einer leichten Erkältung kann man ja Globuli nehmen, aber bei ernsten Erkrankungen muß man schon etwas Richtiges nehmen!" Das ist eine verbreitete Meinung, in der viel Unsinn herrscht. Grundlegend ist es schon einmal Unsinn Krankheiten in leicht und ernst einzuteilen. Das bedeudet, nur ernste Krankheiten sind behandlungswürdig. Leichtere Krankheiten kann man ignorieren? Wie weit geht das? Ignoranz bis das Kind im Brunnen liegt und aus einer Entzündung ein Tumor entstanden ist? Wann wird es behandlungswürdig?

Jede Störung und jedes körperliche Signal ist eine Botschaft des Körpers und sollte akzeptiert und gesehen werden. Denn da sendet der Körper einen Hilferuf: „ Hallo, da ist etwas, was gesehen werden möchte!"

Vor meinen Schlaganfall hatte ich oft das Bedürfnis meine Naturheilpraxis zu schließen. Es sollte keine Diagnosen und Rezept aus dem Auge mehr geben. Es sollte keine manuellen Behandlungen mehr geben. Ich fühlte, dass etwas anderes für mich bestimmt ist. Doch mir fehlte der Mut, mich einzulassen. Und ich nahm Botschaften meines Körpers nicht ernst. Auch damals konnte ich manchmal nicht gehen, weil mein unterer Rücken blockiert war. Ich ging zum Physiotherapeuten und arbeitete danach weiter, wie gewohnt, in meiner Praxis. Ich hörte nicht auf die Botschaft meines Körpers.

Da riß mir ein Schlaganfall den Boden unter den Füßen weg und ich landete im Rollstuhl. Im Rollstuhl kam das andere. Ich bin wieder in meiner Praxis und arbeite anders! Ich behandele mit klassischer Homöopathie und weiterhin nutze ich meine medialen Talente, meine Gottesgeschenke. Nun nehme ich selbst homöopatische Mittel für die Folgen einer ernsten Erkrankung. Es musste erst sehr ernst werden, bis ich den Aufruf erkannte. Ich sitze im Rollstuhl und habe den Aufruf verstanden. Ich habe Gottes Ruf gehört. In Liebe überbringe ich nun medial Botschaften für andere. In Liebe wähle ich homöopathische Arzneien aus. Ich brauche keine Irisdiagnose oder Dunkelfelddiagnose mehr, muß nicht mehr mit Diagnosen Menschen krank reden, sondern mit Liebe die Heilung begleiten.

Homöopathie hilft bei allen Krankheiten, nicht nur bei leichten Erkältungen. Homöopathie heilt auch meine Schmerzen, die durch Spastiken in der gelähmten Seite entstehen.

Homöopathie hilft auch meinen gelähmten Darm, sich zu entleeren.

Homöopathie hilft auch einer weineden Mutter, die um ihre verstorbene Tochter trauert. Homöopathie hat die Mutter nicht ruhiggestellt, sondern sie hilft ihr, getröstet durch die Trauer zu gehen. Denn die Trauer darf sein, solange sie sein möchte.

„Bei ernsten Krankheiten muß man schon etwas Richtiges nehmen", soweit eine verbreitete Meinung.

Ich sage: Was ist richtiger als Homöopathie?

Homöopathie heilt alle Krankheiten, egal in welche Schwere oder in welchem Ernst wir sie bewerten.

Homöopathie bewertet nicht nach Schwere oder Ernst. Homöopathie heilt!

Homöopathie wirkt im Jetzt

Homöopathie wirkt nicht prophylaktisch, also vorbeugend.

Zum Beispiel: Wir können bei einem Infekt nicht prophylaktisch Belladonna nehmen, um zu verhindern, dass wir Fieber kekommen. So funktioniert Homöopathie nicht. Wie wir bereits wissen muß die Arznei zum Patienten passen. Erst, wenn der Körper entsprechende Belladonnasymptome zeigt, hilft Belladonna als homöopathische Arznei. Wer nach dem Schlaf knallrote Belladonnawangen, große Pupillen und eiskalte Hände und Füße hat, braucht Belladonna. Und wir können nicht vermuten, was sein wird, sondern sollten beobachten, was ist und entsprechend handeln.

Alles zu seiner Zeit

Belladonna zum falschen Zeitpunkt erschafft nur eine Arzneimittelprüfung und keine erwünschte Heilung.

Wer mit Homöopathie geht, darf lernen abzuwarten, bis die Zeit gekommen ist. Alles geschieht zu seiner Zeit. Der Körper entscheidet, uns zu zeigen, wann er Belladonna braucht, wann es Zeit für Belladonna ist.

Den Dingen seine Zeit zu geben, fällt vielen Menschen sehr schwer, auch den Therapeuten. Da wird eben am Körper herumgezerrt, bis er das tut, was das Therapeutenego will. Auch wenn er mit Schmerzen reagiert. Diese Botschaft des Körpers wird ignoriert, weil ein Therapeutenego es meint, besser zu wissen.

Die innewohnende göttliche Weisheit

Doch keiner weiß etwas besser als unsere innewohnende Weisheit. Von ihr erhalten wir die

Botschaften. Auf diese sollten wir achten. Denn kein Arzt oder Therapeut weiß es besser, als der göttliche Funke in uns. Und diesen göttlichen Funke bringt die Homöopathie wieder zum leuchten. Deshalb sollten wir abwarten, bis der göttliche Funke weise seine Botschaft sendet.

Alles will gesehen und wahrgenommen werden

Alles, was sich zeigt will gesehen werden. Da ist vielleicht eine Liebe, die gesehen werden will. Und die Unruhe vergeht, wenn sie gesehen wird und einfach da sein darf. Da ist vielleicht auch eine Angst und jemand bagatellisiert diese mit dem dummen Satz: „Du brauchst keine Angst zu haben!" Was wir brauchen entscheiden wir nicht immer selbst. Die Angst soll uns ausgeredet werden. Dann muß sie sich verstärken. Sie verstärkt sich solange bis sie endlich gesehen wird.

Was gesehen wird, darf sein

Wenn die Angst gesehen wird, bekommt sie ihre Daseinsberechtigung. Dann wird sie angenommen. Und wie von Zauberhand beruhigt sich die Angst. Es gibt keinen Grund mehr, dass sie den Menschen aufwühlt. Denn sie hat ihr Ziel erreicht, sie darf sein. Und schon ist sie überhaupt nicht mehr schlimm.

Ich erinnere mich, als Kind hatte ich Angst im Wasser zu schwimmen. Als ich sagte, dass ich Angst habe, ließ ich mich ins Wasser gleiten und schwamm, ohne aufregenden Aufwand. Ich möchte nach meinem Schlaganfall wieder laufen. Meine Physiotherapeutin geht mit mir ins Wasser. Immer kralle ich mich an ihr fest, weil ich Angst habe. Nachdem ich meiner lieben Physiotherapeutin von der Angst erzähle, laufe ich ganz sicher und stehe fest auf meinen Beinen, ein Stück gehe ich sogar allein, meine Therapeutin ist neben mir.

Keiner sagte: „Du brauchst keine Angst zu haben“, wir ließen die Angst da sein und schon war sie weg.

In der Homöopathie darf alles sein

Ich sagte bereits, die Homöopathie bekämpft keine Krankheiten.

Die Homöopathie achtet jedes Symptom und jedes darf sein. So findet sie das passende homöopathische Mittel. Jedes Symptom darf sein.

Der Körper erzählt uns mit der Sprache der Symptome seine Geschichte und wir dürfen

dieser lauschen, um das passende Arzneimittel
zu erkennen.

Alles hat seine Berechtigung. Alles wird
anerkannt, nichts wird verurteilt. Keiner hebt
den Finger: „Du böser Schmerz, hau endlich ab!“
Sondern wir stehen da, begrüßen den Schmerz
und geben ihm seine Daseinsberechtigung. Wir
fragen sogar noch nach, wie er sich fühlt, ob er
brennt oder sticht. Das hilft für die Auswahl der
passenden Arznei.

Der Geist informiert

Die passende vergeistigte Arznei informiert den
Geist des Schmerzes und zeigt ihm, wer und was
er ist. Es ist nur ein Schmerz, der sein darf. Und
mit dieser Information darf er gehen.

Die homöopathische
Erstverschlechterung

Nach den ersten Gaben einer Arznei kann es zu
einer Verschlechterung kommen. Wir nennen
das die homöopathische Erstverschlechterung.
Für Homöopathen ist das ein Grund zur Freude.
Sie wissen, sie haben das richtige Arzneimittel
verabreicht.

Mit der Erstverschlechterung antwortet der Körper auf die geistige Information. Er zeigt noch einmal seine Symptome. Alles darf sein. Und was sein darf, muss sich nicht mehr anstrengen, um endlich gesehen zu werden. So wird nach der Erstverschlechterung das Symptom schwächer, bis es dann gänzlich verschwindet und Heilung geschieht.

Homöopathie ist Kommunikation

Mit der Homöopathie kommunizieren wir mit den Botschaften unseres Körpers und die Botschaften kommunizieren mit uns. Wir lernen einiges über uns und das, was in uns und für uns ist.

Krankheiten sind nicht böse

Wenn wir mit den Symptomen kommunizieren, erkennen wir, dass uns Krankheiten nichts Böses wollen. Die Symptome wollen uns nur etwas mitteilen und uns den Weg weisen.

Homöopathie gibt der Krankheit die Hand und scheint dem Menschen zu sagen: „Lass uns zusammen gehen. Fühle dich in deiner

Lebenskraft gestärkt und gehe mit mir in die Heilung."

Der Blick wandelt sich

Die Homöopathie wandelt unseren Blick. Wir schauen nicht mehr auf die Krankheit, sondern auf die Heilung.
Krankheiten sind nicht wichtig in der Homöopathie. Wir brauchen keine Diagnosen. Wir nehmen das, was ist und gehen in geistiger Heilinformation den Weg der Heilung.

Gedicht: Mit Homöopathie darf Heilung geschehen

Das, wohin wir sehen,
ist das, wohin wir gehen.
Mit Homöopathie darf Heilung geschehen.
Homöopathie ist die einzige Therapie,
die den göttlichen Funke in uns erkennt,
ihn aktiviert, bis das innere Feuer wieder brennt.
Und wir werden stark wie nie
mit der großen Therapie,
der Homöopathie.

Wieviele Arzneien braucht eine Heilung?

Einige klassische Homöopathen meinen, jeder Mensch braucht bei einer Erkrankung nur eine einzige Arznei. Und man dürfe nie mehr als eine Arznei geben. Im Organon der Heilkunst beschreibt Hahnemann im § 149, wenn eine Arznei nicht vollständig zur Heilung führt, müsse man erneut die Symptome genau erfassen und nach einem neuen Similia suchen, bis die Heilung erreicht ist.

Samuel Hahnemann hat also selbst auch nach weiteren Arzneien gesucht und diese verabreicht. Wenn wir Hahnemanns Heilkunst, die klassische Homöopathie, ausüben möchten, sollten wir das in seinem Geist tun.

Gedicht: Kinder der Homöopathie

Geehrt sei Samuel Hahnemann.
Durch ihn die Homöopathie begann.
Danke dem Erfinder und Begründer.
Wir folgen ihm als seine Kinder.
Wir nehmen das Erbe gerne an,
das uns schenkte Samuel Hahnemann.
In seinem Sinne soll es weiter gehen
und viel Heilung darf geschehen.
Wir sind die Kinder der Homöopathie,

behüten und bewahren sie.
In Hahnemanns Geiste
gehen wir weise.

Komplexmittelhomöopathie

In homöopathischen Komplexmitteln befinden sich viele homöopathische Mittel in niedrigen Potenzen. Hier werden auf Verdacht verschiedene Mittel zusammen in ein Mittel gegeben. Da gibt es ein Komplexmittel gegen Unruhe. Oft begegnet uns dieses in der Fernsehwerbung. Es gibt Komplexmittel gegen grippale Infekte, gegen Schlafstörungen, gegen Kopfschmerzen. Mit wirklicher Homöopathie hat das nichts zu tun. Da wird „mit Kanonen auf Spatzen geschossen", solches Vorgehen kann Krankheiten vielleicht sogar unterdrücken, die dann zu anderen und wesentlichen schlimmeren Krankheiten führen. Solche Unterdrückungen bezeichnet Hahnemann im Organon als „Unheilkunst", die in chronische Krankheiten führen. Chronische Krankheiten können nur schwer durch die Behandlung der Miasmen wieder geheilt werden.
Auch Heilpraktiker verschreiben zum Teil Komplexmittel. Firmen, die Komplexmittel herstellen, haben zu den einzelnen Mitteln gleich entsprechende Zeichen in der Iris zugeordnet.

Der Heilpraktiker entnimmt somit das Rezept aus dem Auge, welches der Patient erhält. Das ist nicht falsch und es wirkt manchmal auch. Doch mit klassischer Homöopathie hat das nichts zu tun.

Der Mensch ist mehr als ein Untersuchungsergebnis und eine Diagnose

Wir wissen, dass der Arzt untersucht, nach diesen Ergebnissen eine Diagnose stellt und eine Behandlung entsprechend den Leitlinien anordnet.

Der Heilpraktiker macht es im Prinzip nicht anders, nur die Methoden sind andere. Der Heilpraktiker führt Irisdiagnose oder Dunkelfeldvitalblutuntersuchung durch. Vielleicht untersucht er auch mit Geräten den Gesundheitszustand des Patienten.

Das ist alles nicht schlecht. Ich habe selbst viele Jahre Irisdiagnose und Dunkelfeldvitalblutuntersuchungen durchgeführt. Und ich möchte es jetzt nicht verteufeln. Ich konnte mit diesen Untersuchungen wertvolle Informationen erhalten und dementsprechend vielen Menschen helfen.

Das Untersuchungsergebnis zeigte den Weg in die Therapie. Doch wer ist der Mensch, der hinter dem Untersuchungsergebnis steht? Vielleicht sehe ich im Dunkelfeld eine Entgiftungsstörung der Leber. Was macht es mit einem Menschen, wenn wir ihm sagen: „Deine Leber hat Schwierigkeiten zu entgiften". Es wird verunsichern, Angst machen und vielleicht sogar krank machen.

Ich wollte so nicht mehr arbeiten. Doch ich konnte nicht mehr anders. Die Menschen erwarteten: „Wie sieht mein Blut aus?" Ich musste weiterarbeiten und sagen: „Sie sind übersäuert" oder irgendetwas, was ich sah.

Mein Schlaganfall und die Folgeerscheinungen waren meine Rettung. Ich konnte nicht mehr untersuchen, mußte keine Diagnosen stellen und Menschen krank reden.

Jetzt sitze ich ab und zu im Rollstuhl bei einem Patienten und sehe den Mensch. Ich sehe und akzeptiere, was er fühlt, was ist.

Der Mensch ist viel mehr als alle Untersuchungen über ihn aussagen können.

Da ist eine Mutter, die ihre Tochter im Sterben begleitet und später bei der Trauerfeier die Urne zum Grab trägt. Ich brauche keine Untersuchung. Ich sehe Liebe. Und ich kann der Mutter sagen: „Sie haben alles richtig gut gemacht." Sie bekommt ein homöopathisches Mittel für ihre

Trauer, ihren Schmerz und ihre Tränen. Und alles darf sein. Da ist nichts krank und ich muß nichts krank reden.

Mit einer passenden homöopathischen Arznei geht die Frau durch die nächsten Wochen und kommt nach drei Wochen wieder in meine Praxis. Es geht ihr viel besser.

Ein Mensch ist mehr, als das, was wir untersuchen und mehr als eine Diagnose. Ein Mensch ist mehr. Die trauernde Mutter ist nach drei Wochen mit homöopathischer Arznei wie umgewandelt. Da ist keine Verzweiflung mehr. Da ist große Liebe.

Homöopathie braucht keine Untersuchungsergebnisse.

Homöopathie akzeptiert, was ist und stärkt die Lebensenergie.

So heilt nur die Homöopathie.

Ich kann keine Dunkelfeldvitalblutuntersuchung mehr durchführen, da ich durch meine gelähmte linke Hand nicht mehr am Mikroskop arbeiten kann. Und das ist gut so! Ich bin nun endlich dort, wo ich hingehöre, zur klassischen Homöopathie.

Und ich sehe mir nicht mehr die Blutzellen der Menschen an. Ich fühle die Gefühle, weil ich mit dem Herzen sehe, was ist.

Ich sehe Menschen, die fühlen, leben und lieben.

Ich brauche keine Untersuchungsergebnisse, die ich auf dem Computerbildschirm sehe.
Ich sehe vor mir Menschen mit einem Herz, das sich öffnet. Und dann sehe ich den Schmerz.

Gedicht: Schatztruhe der Homöopathie

Ich sehe einen Menschen, der öffnet sein Herz.
Ich sehe seinen Schmerz und suche seinen Schatz aus der Schatztruhe der Homöopathie.
Dieser Schatz stärkt des Menschen Lebensenergie.
Und so kann seine innere Sonne wieder scheinen.
Alles darf heilen.
Der göttliche Funke ist erwacht mit der Homöopathie.
Ein Mensch erstrahlt voller göttlicher Energie.

Die Schatztruhe der Homöopathie

Viele Jahre sind vergangen, seit uns Samuel Hahnemann die Homöopathie schenkte. Inzwischen wurde dieser Schatz um viele homöopathische Arzneien erweitert. Und nun ist die Schatztruhe voller homöopathischer Arzneien und immer kommen weitere hinzu.

Viele Homöopathen forschen und führen Arzneimittelprüfungen durch. Auch ich selbst habe ein neues Arzneimittel entdeckt und möchte meine Entdeckung im folgenden Abschnitt beschreiben.

Helianthus anuus

In meiner Kunsttherapie ging ich mit meiner Kunsttherapeutin durch den Farbkreis. Wir waren im strahlenden Gelb und ich durfte eine Sonnenblume malen.
Und derzeitig erblühten Sonnenblumen in der Natur. Überall begegneten mir Sonnenblumen.
Ich erkannte die Botschaft an mich und wollte mich mit der Sonnenblume als homöopathische Potenz, mit der vergeistigten Sonnenblume beschäftigen.
Ich suchte dann nach einem homöopathischen Arzneimittelbild und wurde nicht fündig. Das homöopathische Arzneimittel fand ich bei der Deutschen Homöopathischen Union. Ich bestellte mir die Arznei Helianthus anuus in einer C30er Potenz.
Überall begegnen mir Sonnenblumen. Sonnenblumenfelder leuchten mir entgegen und ich stelle fest, die Sonnenblume ist die Solarzelle unter den Blumen. Sie hebt ihren Kopf zur Sonne und nimmt die Sonnenenergie in sich auf.

Ich nehme einige Kügelchen Helianthus anuus C30 und fühle, wie ich göttliche Energie in mich aufnehme. Die Energie breitet sich in mir aus. Da fühle ich, wie sich Verspannungen und Verkrampfungen in meinem Körper lösen. Mein Brustkorb wird freier, ich kann tiefer durchatmen. Ruhe und Frieden sind in mir.

Auf einem Sonnenblumenfeld bewegen sich viele Sonnenblumen gemeinsam mit dem Licht. Sie gehören zusammen, sind seelenverwandt.

Ich nehme noch einige Male ein paar Kügelchen Helianthus anuus.

Ich erkenne meine Seelenverwandten. Da ist mein erster Mann. Ich habe keinen Kontakt mehr zu ihm, da ich in neuer Ehe verheiratet bin. Doch ich erkenne unsere Seelenverwandtschaft und im Traum tanzen wir miteinander.

Da ist meine verstorbene Freundin Marion, deren Grabstelle ich im Friedwald besuche und zu Hause in ihrem Geist meine Freundin als Elfe auf eine Leinwand male.

Da ist meine Freundin und Kunsttherapeutin, mit der ich tiefe Gespräche führe. Gott hat uns zusammengeführt.

Mit Helianthus anuus habe ich meine Seelenverwandten erkannt. Danke!

Ich habe jetzt ein Arzneimittelbild für Helianthus anuus durch eigene Forschung kreiert.

Arzneimittelbild Helianthus anuus nach Nayalavee

- entspannt Muskeln und Nerven
- Atem wird leicht, der Odem Gottes durchströmt mich, Lebensenergie wird stärker
- Hinwendung zu Gott
- Demut, Gottes Gaben erkennen
- Erkennen, was zusammengehört, Seelenverwandte erkennen, Gemeinsamkeiten erkennen

Nun habe ich meine erste homöopathische Arznei geprüft und mein erstes, ganz eigenes Arzneimittelbild kreiert.

Therapie in Liebe

Nun sitze ich im Rollstuhl wieder in meiner Praxis und öffne mich in Liebe für die Menschen, die zu mir kommen, um ihre passende Arznei zu finden.
In Liebe bin ich angekommen, wo ich hin gehöre.
Homöopathie ist Therapie in Liebe.
Der Spirit der Homöopathie ist in mir. Danke für diese göttliche Gabe!
Ich verneige mich demütig vor der großen, göttlichen Homöopathie.
Ich behandele nicht nur andere mit der wundervollen Therapie, sondern immer wieder

auch mich selbst. Ab und zu nehme ich Lachesis, die Arznei nach Wechseljahren und Folge von Schlaganfall. Und ich fühle, wie mich Lachesis stärkt und meine Lebensenergie hebt.

Ich sitze im Rollstuhl, halbseitig gelähmt. Doch ich bin mehr als meine Behinderung. Ich bin in Liebe.

Und wenn ich für andere die Schatztruhe der Homöopathie öffnen darf, bin ich überglücklich.

Bewusstseinserweiterung

„Homöopathie ist mehr, Homöopathie ist Bewusstseinserweiterung", sagt Antonie Peppler. Sie nennt ihre Arbeit mit Homöopathie Kreative Homöopathie.

Antonie Peppler hat den Arzneien eine psychologische Bedeutung gegeben.

Ich durfte vor langer Zeit ein Homöopathieseminar in unserer Heilpraktikerschule mit Antonie Peppler besuchen und bei dieser Gelegenheit diese wunderbare Homöopathin persönlich kennenlernen.

Nach Antonie Pepplers Deutung ist Lachesis die Arznei, um die Induvidualität zu finden.

Meine Erkrankung hat mich zu Lachesis geführt, da es der Ähnlichkeitsregel in der Homöopathie entspricht. Lachesis ist die Folge nach

Wechseljahren und Schlaganfall und linksseitige Symptome. Die Arznei passt zu meinen momentanen Zustand.

Ich habe nach meinem Schlaganfall schon oft Lachesis genommen und habe mich selbst erkannt und gefunden. Mein Bewusstsein hat sich erweitert. Ich bin mir bewusst, wer ich bin.

„ Stell die Schlange auf", sagte Gott zu Moses. So steht es im Alten Testament. Und jeder, der die Schlange anschaut, wird leben.

Und ich habe Lachesis, die Schlange, in homöopathischer, vergeistigter Potenz genommen und habe mich Selbst erkannt und gefunden, in meinem Leben. Auch wenn dieses zurzeit im Rollstuhl stattfindet.

Das folgende Gedicht ist meiner Arznei, Lachesis, gewidmet.

Gedicht: Im Schicksal fängt meine Bewusstwerdung an

Ich bin die, die ich bin.
Ich bin, wie Gott mich gedacht.
Mit Homöopathie bin ich bewusst erwacht.
Ich bin die, wozu ich gemacht.
Mit Schicksal und Lachesis habe ich mich erkannt.
Im Schicksal fängt meine Bewusstwerdung an.

Ein Hoch auf die klassische Homöopathie

Meine Erkrankung hat mich zu Lachesis geführt. Neben der Linderung körperlicher Symptome hat Lachesis meinem Geist die Bewusstseinserweiterung geschenkt. So durfte ich mich selbst erkennen, und bewusst die werden und sein, die ich bin. Danke Lachesis.

Alles hat seinen Sinn. Es geschieht nichts Böses, ohne auch das Gute.

Ich sitze im Rollstuhl und kann nicht laufen. Das ist freilich nicht schön. Und ich wünsche mir es anders. Aber ich durfte im Rollstuhl mein Bewusstsein erweitert und habe wieder zu meiner Bestimmung gefunden, der klassischen Homöopathie und meiner Medialität. Dabei hat mir in meinem Schicksal die passende homöopathische Arznei geholfen. Ich bin meinem Schicksal dankbar, weil ich ankommen durfte.

Ein Hoch auf die Homöopathie, die weise Heilerin, die uns ganzheitlich heilt.

Ich denke an eine Patienten in meiner Praxis. Tränenüberströmt erzählt sie mir von ihrem Schmerz und Kummer, den sie duch einen schweren Verlust erlebt.

Ich gebe ihr Pulsatilla, das tränenreichste Mittel in der Homöopathie. „Pulsatilla steckt den Kopf

in den Sand", weiß jeder Homöopath. Nach drei Wochen sehe ich die Patientin wieder. Sie hat den Kopf aus dem Sand geholt, sieht ihre Situation klar an und ist bereit mit meiner medialen Hilfe ihr Leben anzunehmen. Keine Kummertränen mehr. Die Patientin blickt zuversichtlich in ihr Leben und findet angemessene neue Lösungen.
Diese Wandlung ist durch ein einziges homöopathisches Mittel geschehen.

Wandlung durch Homöopathie

Durch das passende homöopathische Mittel geschehen große Wandlungen.
Kummer wird zu Zuversicht.
Angst wird Liebe.
Ablehnung wird zur Annahme.
Als ich nach meinem Schlaganfall im Rollstuhl saß und das ganze Ausmaß meiner neuen Lebenssituation begriff, begann mein Weg mit der homöopathischen Arznei Lachesis. Ich empfand kein Leid, keine Not. Ich kam an in meinem neuen Leben und gleichzeitig bei mir.
Lachesis machte aus Leid ein erwachtes, neues Leben. Wenn jemand behauptete, dass ich krank sei, sagte ich: „Ich bin nicht krank. Ich bin auf einem Heilweg."
Durch Homöopathie geschieht Wandlung.

Aus Leid wird Heilung.

Die passende homöopathische Arznei kann unseren Geist wandeln. Um es mit den Worten Antonie Pepplers zu sagen: „Homöopathie ist Bewusstseinserweiterung."

„Meine Mutter ist wie verwandelt", erzählte mir eine Patientin. Ich hatte ihrer Mutter vor drei Wochen Rhus Toxicodendron verordnet. Und die Tochter sieht die Verwandlung, die durch die homöopathische Arznei geschehen durfte.

Die Wandlung, die in uns, in unserem Bewusstsein, durch ein einziges homöopathisches Mittel stattfinden kann, ist groß. Wir müssen nichts dafür tun. Wir müssen nicht einmal an Homöopathie glauben.

Heilung darf einfach geschehen.

Homöopathie verändert nicht unsere äußere Situation. Homöopathie wandelt uns und so können wir die äußere Situation besser annehmen und einen guten Weg finden.

Homöopathie macht stark

Denn Homöopathie stärkt unsere Lebenskraft, unsere Lebensenergie.

Und so werden wir mit einer passenden homöopathischen Arznei stark und können auch schwierige Situationen meistern.

Heilung ist nicht immer die vollkommene körperliche Unversehrtheit

...und Abwesenheit aller körperlichen Beschwerden.

Geheilt sind auch diejenigen, die gut mit ihren körperlichen Einschränkungen umgehen können und das, was ist, annehmen. Geheilt sind diejenigen, die Frieden schließen.

Es gibt immer wieder Menschen, die trotz körperlicher Einschränkungen glücklich leben.

Diese Menschen sind geheilt. Ich sitze seit acht Jahren halbseitig gelähmt im Rollstuhl. Ich kann nicht gehen. Aber das hindert mich nicht daran, etwas zu tun, was ich kann. Ich schreibe gerade dieses Buch. Ich behandele oft Patienten homöopathisch in meiner Praxis. Ich bin geheilt.

Ich habe Menschen erlebt, die an Krebs erkrankt waren. Die Erkrankung war nicht weg, und trotzdem sind sie geheilt gestorben.

Ich denke an eine Freundin, die Brustkrebs und viele Metastasen hatte. Sie wusste, dass ihre Kinder ohne Mutter leben müssen.

Sie ließ sich in einer Klinik für klassische Homöopathie behandeln. Sie wusste, ihr Krebs war nicht weg, aber sie war im Frieden, mit dem, wie es war.

Als sie starb war Frieden und ein liebevolles Lächeln in ihrem Gesicht, Liebe erfüllte den Raum.
Liebe war zu fühlen. Liebe blieb von ihr im Leben.
Mein Vater hatte eine schwere Krebserkrankung. Chemotherapie lehnte er ab. Ich behandelte ihn mit klassischer Homöopathie.
Als mein Vater mit schwerer Krebserkrankung starb, fühlte ich viele Tage Liebe in seinem Haus.
Meine Freundin und mein Vater haben mich gelehrt, dass Heilung mehr ist, als nur die Unversehrtheit des Körpers.
Geistig geheilt sind sie in die Ewigkeit gegangen. Heilig sind sie in das Heiligtum Gottes eingetreten.
Heilung ist mehr.

Heilung ist Liebe

Manche sehen mich im Rollstuhl sitzen und wünschen mir Gesundheit. Dabei schauen sie mich mitleidigen Blickes an. Das müssen sie nicht, ich bin gesund. Ich brauche kein Mitleid, weil ich selbst nicht leide. Ich bin geheilt, denn ich bin in Liebe.

Homöopathie hilft in Liebe zu heilen

In diese Bewußtseinserweiterung hat mich die Homöopathie begleitet.

Lachesis hat mir geholfen, zu erkennen, wer und was ich bin. Die Erbnosode Medhorrinum half mir, Verdrängtes wieder zu integrieren. Mein Konstitutionsmittel Natrium chloratum stärkt immer wieder insgesamt meine Lebensenergie und hilft mir immer wieder meine Liebe zu fühlen. Heilig lebe ich in Gottes Heiligtum.

Der Spirit der Homöopathie verbindet uns mit dem Heiligtum Gottes.

Der Spirit der Homöopathie heilt unseren Geist. Der geheilte Geist ist verbunden mit dem heiligen Geist. Der heilige Geist verbindet unser höheres Selbst mit Gott.

In unserem höheren Selbst sind wir Liebe.

Der Spirit der Homöopathie heilt ohne zu kämpfen.

Homöopathie kämpft nicht gegen Krankheit. Homöopathie führt sanft in die Heilung. Das ist der Spirit der Homöopathie.

Homöopathie bringt den Körper mit Geist und Seele in Balance

Ich erinnere mich an einen jungen Mann, dem ich die homöopathische Arznei Phosphorus als sein Konstitutionsmittel verordnete. Er litt unter einer starken Neurodermitis und wie Phosphorus war er „Feuer und Flamme", er sprang aufgeregt in meiner Praxis umher. Nach zwei Monaten sah ich ihn wieder. Er brachte seine Tochter zur Behandlung. Begeistert zeigte er mir seine Haut. „Alles weg", rief er. Die Haut war geheilt. Dann setzte er sich neben seine Tochter und war völlig entspannt. Ich sprach ihn darauf an, dass mir auffällt, dass er viel ruhiger sei. Das bestätigte er mir. Für den jungen Mann war es nur wichtig, dass seine Haut heilt. Durch meine Frage fiel ihm selbst auf, dass er viel ruhiger sei.

Der Körper heilt nur in Balance mit Geist und Seele.

Die Homöopathie heilt mit einer Arznei Körper, Geist und Seele. Das ist der Spirit der Homöopathie.

Mein Lebensmotto

Schaue nicht auf das, was nicht geht, sondern tue das, was geht.

Dieses Lebensmotto habe ich in meinen Jahren im Rollstuhl selbst kreiert und bin gut damit gefahren.

Das Schicksal hat mich verwandelt. Und ich habe mich verwandelt.

Danke

Liebe Leser, ich hoffe, dass ich Ihnen den Spirit der Homöopathie vermitteln konnte.

Danke, dass Sie sich die Zeit genommen haben, dieses Buch zu lesen, und die Homöopathie ein Stück kennengelernt haben.

Ich danke meinen Lehrern. Allen voran gilt mein größter Dank Prof. Dr. Manfred Eichel.

Ich danke Samuel Hahnemann, dem Begründer der Homöopathie.

Ich danke meinen lieben Patienten für ihr Vertrauen.

Nayalavee
(Martina Herbig)

Quellen

Hahnemann, Samuel: Das Organon der Heilkunst, 6. Auflage
Hahnemann, Samuel: Die chronischen Krankheiten
Peppler, Antonie: Die psychologische Bedeutung homöopathischer Arzneien

Weitere Veröffentlichungen von Martina Herbig

Gedankensprünge
ISBN: 978-3-7322-9849-5

Das Butterblümchen
ISBN: 978-3-7357-8480-3

Menschsein Sterben/Trauern/Leben
ISBN: 978-3-7347-9390-5

Spirituell sind die Anderen
ISBN: 978-3-7392-1855-7

Pilgerreise durch die Seelengärten
ISBN: 978-3-7392-3583-7

Wolkenbilder
ISBN: 978-3-8423-5607-8

Das zwölfte Kapitel
ISBN: 978-3-7431-0121-0

Der Himmel ist nah
ISBN 978-3-7568-8803-0

Bewusst gehen
ISBN 978-3-7583-7086-1

Demut heilt und befreit
ISBN 978-3-7693-1036-8

Gottes Wille geschieht
ISBN 978-3-7526-2171-6

Wer mich kennen lernen möchte, darf mich auch auf meinem YouTube Kanal „Martina Herbig" besuchen.